AF369412

MÉMOIRE

SUR

LES ALTÉRATIONS

ET

L'INFLUENCE DU FOIE

DANS PLUSIEURS MALADIES,

ET

SUR LES MOYENS CURATIFS QU'ELLES RÉCLAMENT;

Par J.-B. REGNAULT,

Chevalier de l'Ordre de Saint-Michel, Médecin consultant du Roi, Médecin en chef de l'Hôpital de la Garde Royale, Médecin des Pages de la Chambre du Roi, Membre de plusieurs Sociétés savantes nationales et étrangères.

———>>>·<<<———

A PARIS.

DE L'IMPRIMERIE DE BALLARD, IMPRIMEUR DU ROI, rue J.-J. Rousseau, nᵒ. 8.

1820.

MÉMOIRE

SUR

LES ALTÉRATIONS

ET

L'INFLUENCE DU FOIE

DANS PLUSIEURS MALADIES,

ET

SUR LES MOYENS CURATIFS QU'ELLES RÉCLAMENT.

L'autorité imposante des médecins les plus célèbres justifierait, s'il était nécessaire, la recherche du siége des maladies. La réputation que se sont acquise Bonet, Morgagni et Lieutaud, ainsi que plusieurs médecins distingués de ce siècle, est principalement fondée sur leurs travaux en ce genre, et les progrès de l'art de guérir, depuis le commencement du siècle dernier, prouvent qu'il faut joindre à la connaissance des signes des maladies celle de leur siége, si l'on ne veut commettre des erreurs très-graves dans le diagnostic, et par conséquent dans le traitement.

S'il est utile de savoir quelle partie du corps est affectée, c'est surtout dans les maladies qui lèsent plusieurs organes, de telle manière que l'un d'eux donnant lieu à des symptômes très-saillans, l'on court risque de méconnaître l'altération des autres. En effet, tous les organes n'annoncent pas avec la même évidence les troubles qui s'y développent, et l'on pourrait les ranger dans un ordre méthodique basé sur la difficulté du diagnostic des altérations qui viennent en empêcher les fonctions. Parmi ceux dont les maladies sont souvent très-insidieuses et fort difficiles à reconnaître, on placerait le foie. Chaque jour les lésions de cet important viscère sont méconnues ou négligées ; ses rapports intimes avec l'estomac, le duodénum, le diaphragme , la poitrine et la tête, ne sont point assez appréciés ; lors même qu'on ne peut nier qu'il soit malade , on considère trop souvent son état morbide comme purement secondaire , et l'on en tient à peine compte dans la direction du traitement. On oublie presque généralement le rôle que le foie joue dans les fièvres, dans les inflammations, et autres maladies que jadis on attribuait à la bile, et sur lequel cependant Ferrein et Stoll ont appelé l'attention de leurs confrères.

Aujourd'hui que les solides sont tout dans la théorie médicale, comment se fait-il que l'on n'attache pas à l'affection d'un viscère tel que le foie, toute l'importance qu'elle mérite , et que l'on ait négligé jusqu'à présent de distinguer les signes propres aux lésions peu prononcées de l'estomac d'avec ceux qui annoncent les altérations latentes de l'organe sécréteur de la bile ? Pourquoi la plupart des médecins de nos jours, appelés pour traiter des maladies dans lesquelles cet organe est affecté, se bornent-ils le plus ordinairement à médicamenter l'estomac, comme le faisaient la plupart de leurs prédécesseurs, dans l'unique but de modifier la bile?

Tout porte à désirer que les lésions du foie soient étudiées avec autant de soin qu'on l'a fait pour les maladies du poumon, de la plèvre, du cœur, de l'estomac, etc.

Depuis le commencement de notre pratique, nous avons été vivement frappé de la fréquence des maladies de l'organe sécréteur de la bile, et de la difficulté d'en saisir les variétés souvent presque imperceptibles. Animé du désir de diriger les recherches de nos confrères vers l'étude de ces maladies, nous allons consigner ici rapidement les résultats généraux de notre expérience, relatifs au diagnostic et au traitement des lésions hépatiques. Pour effleurer avec quelques succès ce sujet si vaste et trop négligé, nous allons d'abord examiner dans quelles maladies le foie nous paraît être affecté, et nous suivrons en partie dans cette recherche le cadre nosographique tracé par le professeur Pinel.

Le foie est évidemment malade dans cette nuance de la fièvre gastrique où la langue est couverte d'un enduit jaunâtre, tantôt très-léger, tantôt très-épais; où la peau est jaune, surtout autour des lèvres et des ailes du nez, la conjonctive colorée de la même manière, la bouche amère, et l'hypocondre droit sensible à la pression. La certitude augmente quand à ces symptômes se joint une douleur ou au moins une sensation de pesanteur incommode, au dessus des arcades orbitaires, soit qu'il y ait constipation, soit que la bile manifeste sa présence dans l'estomac ou dans les intestins, par des vomissemens, des déjections, où elle se trouve en abondance avec des qualités diverses. Tous ces symptômes, lorsqu'ils se manifestent dans la fièvre gastrique, constituent une variété à laquelle on pourrait donner le nom de *fièvre hépatique*, et qui correspondrait à ce que les anciens nommaient *fièvre bilieuse*, maladie qu'il faut se garder de confondre avec la fièvre *ardente* ou *causus*, dans laquelle l'estomac paraît plus spécialement affecté que tout autre organe.

L'affection du foie est encore plus manifeste dans l'embarras gastrique et intestinal bilieux, et l'on a tort de ne voir dans ces états qu'une surcharge ou une irritation de l'estomac ou des intestins. C'est par l'altération du foie, qui se trouve alors gorgé de bile, que l'on peut expliquer le succès des vomitifs et des purgatifs dans ces affections. A la vue d'évacuations énormes par haut et par bas, d'une bile verte, porracée, noirâtre, qui peut méconnaître un dérangement profond dans l'action sécrétoire du foie?

L'affection de ce viscère se retrouve dans quelques cas de fièvre muqueuse où l'on observe les symptômes précités. Elle existe incontestablement dans les fièvres que les anciens ont nommées *putrides*, en raison des vomissemens de matières verdâtres, des déjections bilieuses infectes, que l'on observe dans certaines fièvres adynamiques avec enduit jaune-brun de la langue , âcreté et coloration de la peau en jaune , et tous les autres signes dont nous avons déjà parlé. On trouve encore la lésion du système hépatique , au moins passagèrement , dans certains cas de fièvres malignes ; mais alors les signes qui l'annoncent durent peu , comme tous ceux qui caractérisent ces maladies insidieuses , et sont bientôt remplacés par d'autres.

Les symptômes que nous avons donnés comme caractérisant l'altération du foie ne sont pas rares dans le typhus ; on les rencontre au plus haut degré d'intensité dans la fièvre jaune.

Cette dernière maladie occupe aujourd'hui tellement les esprits , le foie y joue un rôle si manifeste et si peu contesté , que nous ne craignons point de nous y arrêter un instant et de consigner ici ce que nous pensons sur la nature de cette maladie qui ne nous paraît pas constituer une espèce particulière. Rappelons-nous ce que Sydenham a dit sur les maladies intermittentes et stationnaires , sur la teinte uniforme que prennent toutes les maladies , même les plus opposées , lorsqu'elles se manifestent sous l'influence de certaines conditions atmosphériques connues ou cachés ; rapprochons de ces vues si conformes à l'observation tout ce qu'on a écrit sur la fièvre jaune ; comparons les symptômes qui la caractérisent avec les causes qui la produisent ou qui du moins favorisent son développement , avec les traces qu'elle laisse dans les cadavres , et nous serons forcés de convenir que sous ce nom l'on désigne confusément un grand nombre de maladies différentes , qui n'ont de commun qu'une affection concomittante et très-prononcée du foie. Nous soumettons cette pensée aux habiles médecins qui ont vu la fièvre jaune, et nous les engageons à examiner si notre opinion n'est pas contraire aux faits qu'ils ont observés.

Si le foie concourt à la production des fièvres continues dont nous venons de parler, il n'est pas sans influence dans les fièvres intermittentes bilieuses et dans quelques fièvres pernicieuses. On sait combien ce viscère s'affecte souvent dans les intermittentes rebelles, que l'on voit si fréquemment provoquer l'engorgement, le développement excessif, et une foule de désordres dans la structure de ce viscère.

Les fièvres intermittentes pernicieuses hépatique et ictérique, nous offrent l'exemple de la lésion aiguë la plus redoutable de l'appareil biliaire, et à cet égard il n'y a point matière à douter ; Torti, Restaurand et le docteur Alibert, partagent également cette opinion.

Les écrits des médecins de tous les âges sont remplis d'observations de fièvres hectiques, continues et intermittentes, avec lésions du foie, qui, d'abord peu manifestes, ont fini par amener la mort des sujets.

L'hépatite aiguë n'est pas toujours facile à reconnaitre ; quelquefois elle ne provoque aucune douleur, souvent elle simule ou elle accompagne une affection inflammatoire de la poitrine, de la tête ou du bas-ventre. Dans ces divers cas, on ne parvient à établir un diagnostic exact, qu'en palpant avec soin l'hypocondre droit, et en faisant inspirer fortement et tousser le malade; en explorant la nature des crachats, des urines, l'état de la peau, de la langue, de la bouche et des déjections. Ce n'est qu'à l'aide de cet examen approfondi qu'on reconnaît l'affection concomittante ou cachée du foie, si commune dans la variole, l'érysipèle, le zona, la miliaire, la teigne, les dartres, la gale chronique, les éphélides hépatiques, l'ophthalmie, la gastrite, l'entérite, la diarrhée et la dysenterie, la toux, le catarrhe pulmonaire, la pleurésie, la péripneumonie, la leucorrhée, la péritonite, et même l'encéphalite.

Les hémorragies elles-mêmes sont souvent liées à une altération morbide du foie; c'est ainsi que certaines hémoptysies, l'hématémèse, le melæna, le flux hémorroïdal, semblent avoir quelquefois leur source dans l'appareil biliaire.

Les observations de Fabricius, de Chomel, de Jensius, de Morgagni, prouvent qu'un dérangement notable dans la sécrétion et l'expulsion de la bile, peut déterminer l'épilepsie. La lésion du foie dans l'hypocondrie n'est pas équivoque; tous les signes tirés de l'examen des fonctions digestives, et de nombreuses ouvertures de cadavres le démontrent clairement; sur ce point peu de médecins modernes sont en opposition avec les anciens. Cet organe est aussi souvent affecté dans la manie et les autres vésanies. Les convulsions dépendent quelquefois de la même cause, ainsi que l'anorexie et la dyspepsie. On a vu la boulimie dépendre de l'ouverture du canal cholédoque dans l'estomac; ce qui porte à croire qu'elle est pour l'ordinaire due à ce que la bile reflue dans l'estomac, après avoir été versée dans le duodénum.

Lorsque le foie secrète abondamment une bile très-riche en parties résineuses, et par conséquent très-irritante, cette liqueur va irriter les tuniques intestinales, et de là proviennent les coliques bilieuses de l'été dont Sydenham et Stoll ont parlé.

Le développement excessif du foie, par dégénérescence ou seulement par hypertrophie, provoque souvent un état habituel d'anhélation, surtout chez les personnes très-grasses ; état qu'il ne faut pas confondre avec l'asthme.

Dans le scorbut, le foie devient mou, bleuâtre, il est gorgé d'un sang noir sans consistance, et ses fonctions languissent.

Rien n'est plus facile, dans certains cas, que de confondre une inflammation chronique, une dégénérescence du foie donnant lieu à une fièvre hectique, avec la phthisie pulmonaire. C'est ici qu'il faut, à l'aide d'une analyse sévère des symptômes, démêler l'organe réellement affecté ; dans le cours de notre pratique, nous avons eu occasion de reconnaître plusieurs cas d'abcès enkystés du foie accompagnés de tous les symptômes que l'on donne comme signes caractéristiques de la phthisie pulmonaire. Dans cette terrible maladie elle-même, le foie n'est pas toujours intact. A l'ouverture des cadavres des phthisiques, on le trouve quelquefois dans un état graisseux dont la formation est difficile à expliquer, mais dont l'existence est incontestable.

Lorsqu'une augmentation notable dans la nutrition du foie, ou une dégénérescence quelconque de son parenchyme, en augmentent le volume, ce viscère tombe dans la partie inférieure de l'hypocondre droit, dépasse de beaucoup les côtes et forme une tumeur plus ou moins facile à reconnaître au toucher, mais dont il n'est pas toujours aisé de juger la nature. Ainsi l'on peut confondre une tumeur formée par l'engorgement d'une portion du mésentère, par l'ovaire, ou par un squirre des intestins, avec celle que produit l'abaissement du foie ou son développement excessif. Cependant si elle est arrondie à sa partie inférieure, si elle se prolonge sous les côtes et semble s'y continuer, si les symptômes indiquent un dérangement dans l'action du système biliaire, on peut présumer qu'elle est formée par le foie. Mais si l'on n'a point continuellement sous les yeux cette dernière condition des tumeurs hépatiques, on pourra prendre pour telle une tumeur formée par le déplacement du rein droit : lésion peu commune dont à notre connaissance peu d'auteurs ont parlé, et qui s'est rencontrée il y a peu de tems, chez une femme que plusieurs praticiens distingués de Paris croyaient affectée d'obstructions au foie ou de squirre à l'ovaire.

Certaines tumeurs, développées sur la face concave du foie, dans les feuillets du mésentère et autour des conduits biliaires, offrent souvent des difficultés insurmontables dans le diagnostic, mais du moins il est certain que dans quelques cas elles ne sont accompagnées d'aucun dérangement dans les fonctions du foie, et qu'elles sont alors peu importantes sous ce rapport.

Dans le carreau, quoique le foie acquière souvent un volume énorme, ses fonctions languissent, la bile est pâle, aqueuse, sans énergie ; elle ne stimule point assez le duodénum, et concourt ainsi à provoquer le marasme et la lienterie, en ne favorisant point la digestion et la séparation du chyle.

Les maladies du cœur sont souvent accompagnées d'altération dans le foie, la circulation du sang ne s'y faisant plus convenablement. M. Corvisart indique les cas où ce viscère devient douloureux, lorsqu'on presse la région hypocondriaque chez les anévrismatiques ; mais a-t-il raison de considérer l'état de cet organe comme dépendant uniquement de la dilatation du cœur ? Le foie paraissant être aux veines ce que le poumon est aux artères, ainsi que l'a fort bien observé Bichat, qui peut assurer, sans craindre de se tromper, qu'un trouble dans la circulation du foie ne puisse jamais contribuer à la dilatation du ventricule droit, si fréquemment produite par la stase du sang dans le poumon ?

Il serait superflu de s'arrêter à démontrer la fréquence des affections du foie dans les hydropisies, et surtout dans l'ascite, et l'hydropisie enkystée de l'abdomen.

Cullen a fixé l'opinion des médecins sur la constance de la lésion de ce viscère dans l'ictère. Si cette idée était aussi universellement admise qu'elle devrait l'être, verrait-on encore chaque jour des médecins prodiguer les vomitifs dans cette maladie, que nous croyons toujours symptômatique d'une lésion de l'appareil biliaire, même chez les enfans nouveaux nés?

Après avoir indiqué succinctement les maladies dans lesquelles le foie nous paraît être affecté, si non constamment, au moins dans certains cas, il nous reste à indiquer la marche qu'il faut suivre pour arriver à savoir quand ce viscère est lésé.

L'examen des causes prédisposantes et occasionnelles est d'une grande utilité. Le foie s'affecte plus particulièrement chez les hommes que chez les femmes. Dans ces dernières, il n'offre en général d'affections très-graves que vers la cessation des menstrues ou après cette époque. Les sujets qui ont la fibre sèche, la peau olivâtre, les cheveux et les poils noirs, un embonpoint modéré, qui sont sédentaires, animés de passions violentes et concentrées, livrés aux tourmens de l'ambition, à l'étude des sciences abstraites, au travail du cabinet, contractent facilement des maladies du foie, surtout dans les climats et les saisons très-chaudes et un peu humides ; toutes ces prédispositions sont fortifiées et se convertissent en causes occasionnelles si ces sujets se livrent à des excès de table, boivent immodérément des vins généreux, des liqueurs fortes, mangent des alimens gras fortement épicés, des poissons gâtés, etc. À ces causes il faut joindre les contusions à la tête, les plaies de cette partie, les contusions et les plaies à l'hypocondre, une forte secousse imprimée à la totalité du corps.

Les signes qui indiquent la lésion du foie se tirent,

comme nous l'avons dit, de l'examen de la région hypocondriaque droite, de l'état de la conjonctive, de la peau, de la langue, de la bouche, des changemens dans l'appétit, du vomissement, des déjections et de la nutrition ; nous croyons utile d'apprécier la valeur de chacun des signes que fournit cet examen.

Une *douleur* aiguë, lancinante ou pongitive, vers l'hypocondre droit, augmentant par la pression, est le signe le moins équivoque d'une inflammation de la partie convexe du foie, surtout si elle force le malade à se coucher sur le côté gauche. Elle est profonde, obtuse, si l'inflammation occupe la partie postéro-supérieure ou la région concave, ou enfin le centre même de l'organe. Souvent elle se propage à l'épigastre, au côté droit de la poitrine, à l'épaule, au voisinage de la clavicule, au cou, et même au bras et jusqu'à l'avant-bras, qui est quelquefois plongé dans une sorte de stupeur. D'autre fois elle s'étend jusqu'à la région lombaire droite et simule une néphralgie, ou bien à l'épigastre, et fait présumer l'existence d'une gastrite ; mais une pression un peu forte sur l'hypocondre suffit, dans ces divers cas, pour révéler le vrai foyer du mal. C'est encore le moyen qu'il faut employer pour asseoir un jugement exact sur le sentiment de pesanteur, de tension, de plénitude, que tant de personnes disent éprouver dans la région hépatique et qui annonce chez elles une affection latente du foie ou de l'un de ses annexes.

La douleur que provoque l'inflammation de ce viscère, a ceci de particulier et de caractéristique,

que pour l'ordinaire elle augmente dans l'expiration, tout au contraire de celle qui annonce l'inflammation de la plèvre, avec laquelle il arrive souvent de la confondre. On conçoit facilement comment le diaphragme, en s'abaissant pour contribuer à l'agrandissement du diamètre vertical de la poitrine, ajoute à l'intensité de la douleur, en pressant de haut en bas sur le foie.

Les lésions du viscère qui nous occupe, sont très-fréquemment accompagnées d'une *difficulté* plus ou moins notable *dans la respiration*, ainsi que d'un hoquet et d'une sorte de sentiment de *strangulation :* à ces divers signes qui dépendent de la liaison étroite qui existe entre le foie, le poumon, le dia phragme et l'œsophage, il faut joindre la *toux* et les *crachats bilieux.*

La toux est assez souvent sèche et opiniâtre, malgré tous les adoucissans qu'on dirige contre elle; d'autres fois, et plus ordinairement dans les affections aiguës du foie qui s'étendent jusqu'au poumon, elle est suivie de l'expulsion tardive, difficile et fort pénible de crachats peu abondans, poisseux, jaunâtres, verdâtres, poracés, luisans. Tantôt l'appétit est nul ou dépravé, et tantôt, au contraire, il est plus actif qu'à l'ordinaire; la soif est quelquefois très-grande. En général, la langue est couverte d'un enduit jaunâtre, plus ou moins épais, tantôt uniformément répandu, tantôt n'occupant que la partie la plus reculée de l'organe ou la partie centrale et laissant à nu les bords et la pointe. Un goût d'amertume et une répugnance presque insurmontable pour les alimens gras, accompagnent pour l'ordinaire l'état bilieux de la langue. L'enduit est quelquefois noir dans l'état chronique, les suppurations profondes et dans les squirres du foie.

On doit ajouter à ces divers symptômes les *vomissemens* et les *déjections* de bile pure ou de matières jaunes, vertes ou noirâtres, très-âcres, très-irritantes et plus ou moins abondantes que rendent certains malades chez qui le foie est lésé. D'autres fois, au contraire, il existe une constipation rebelle, ou bien une alternative de diarrhée bilieuse et de constipation. La matière des déjections est blanche, grisâtre, lorsque l'écoulement de la bile dans le duodénum n'a point lieu, et dans ce cas il est très-important de le rétablir, de peur que la digestion ne se déprave entièrement.

Si l'urine est quelquefois citrine, claire et transparente, au début des affections aiguës du foie, on la voit plus souvent très-jaune, safranée ou verdâtre, épaisse, trouble, et déposant un sédiment orangé épais et comme terreux, dans ces maladies; et même avant leur invasion, époque à laquelle, quoiqu'encore peu altérée dans sa couleur, l'urine teint fréquemment en jaune le papier ou le linge qu'on y plonge. Le plus ordinairement elle est filante, huileuse ou grasse; ce signe très-caractéristique des maladies latentes du foie doit être pris en grande considération; tant qu'il existe, et surtout lorsqu'il concourt avec les crachats épais, gluans, teints en jaune, il faut être en garde contre l'affection du foie et ne rien négliger pour la combattre.

L'expérience démontre, contre l'opinion de Bianchi, que ce dernier état de l'urine s'observe plus souvent encore dans les affections primitives du foie que dans les altérations symptômatiques de ce viscère, et que dans tous les cas il est peu favorable.

La couleur jaune que nous venons de signaler dans les crachats, les déjections, les matières des vomissemens et les urines, se retrouve quelquefois dans la sueur, et même dans la salive, mais c'est à la peau et à la conjonctive qu'on l'observe le plus souvent. Lorsqu'elle existe dans cette dernière partie, elle altère la vision et fait paraître jaunes tous les objets environnans. Cette coloration que l'on trouve aussi dans les parties intérieures de l'abdomen, de la poitrine, et même dans les os, est un indice non équivoque d'un trouble notable dans la sécrétion de la bile, et par conséquent dans les fonctions du foie. A cet égard les travaux de MM. Clarion et Orfila ont confirmé l'opinion des anciens sur le passage de la bile dans les vaisseaux sanguins, en démontrant la présence du principe colorant de cette humeur dans le sang des ictériques.

L'ictère général ou partiel, la coloration en jaune des crachats et de l'urine, la présence de la bile dans les matières du vomissement et des déjections, constituent des signes pathognomoniques de l'état pathologique du foie et doivent suffire, dans tous les cas, pour diriger l'attention des médecins vers ce viscère.

Jamais ils ne doivent négliger de palper avec soin la région hépatique, toutes les fois qu'il y a la plus légère probabilité de dérangement dans cette partie. En recherchant attentivement les divers symptômes que nous venons d'indiquer, ils découvriront fréquemment des maladies très-graves du foie, qui échapperaient sans ces précautions à l'attention des médecins les plus expérimentés.

Tels sont les principaux signes qui caractérisent spécialement l'état morbide d'un viscère, sur lequel l'attention des observateurs n'est pas assez généralement dirigée.

Nous ne nous étendrons point sur les autres symptômes qui se joignent plus ou moins fréquemment à ceux que nous venons d'indiquer; nous avons dû nous borner aux principaux. Quant aux tumeurs qui se manifestent à la région hépatique, nous en avons assez dit au commencement de ce Mémoire pour démontrer qu'il est nécessaire de les soumettre à un examen approfondi, puisqu'elles peuvent entraîner le praticien dans des erreurs si préjudiciables. Nous allons examiner maintenant les diverses terminaisons de l'état pathologique du foie.

La résolution que la nature amène rarement seule, excepté dans les affections légères, doit être l'objet des efforts du médecin; elle s'opère souvent par un flux hémorroïdal, par une hémorragie nasale, par des selles bilieuses, une sueur abondante, une urine copieuse avec un sédiment orangé, quelquefois par un érysipèle sur la région hépatique et même par un *zona*. Lorsque la suppuration du viscère a lieu, de nouveaux symptômes, annonçant la formation de la collection purulente, viennent compliquer ceux qui déjà existaient. Ce mode de terminaison est le plus souvent funeste; il faut donc tout mettre en usage pour l'empêcher, en provoquant l'un des mouvemens salutaires que nous venons d'indiquer. L'induration du foie, qui en supprime plus ou moins complètement les fonctions, selon qu'elle en occupe une plus ou moins grande partie, n'amène la mort que lentement; mais elle n'est pas moins très-fâcheuse, car elle peut devenir l'origine d'une foule d'altérations dans la texture du foie, qui toutes lèsent, ordinairement d'une manière notable, l'action sécrétoire de ce viscère.

La gangrène est très-rare et, comme on le pense bien, elle est toujours funeste.

Souvent après une lésion aiguë du foie, ou à la suite d'un état morbide prolongé, mais obscur. tous les symptômes propres à cet organe semblent disparaître ; il ne reste plus qu'un dérangement dans la sécrétion de la bile, et à l'ouverture du cadavre on ne trouve aucun changement dans la substance du viscère, qui seulement est quelquefois gorgé de sang noir et épais. Cet état, que les anciens, et Stoll après eux, qualifiaient d'embarras du foie, est fort commun et réclame une attention particulière.

Les bornes que nous nous sommes prescrites dans ce Mémoire ne nous permettent pas de faire ici l'ap-

plication des principes de traitement communs à toutes
les maladies, tels que l'éloignement des causes morbifiques, l'emploi des moyens réclamés par la constitution du malade plutôt que par la maladie, etc.
Nous allons nous occuper seulement d'apprécier l'utilité des agens hygiéniques et pharmaceutiques em-
ployés dans le traitement des affections du foie con-
sidérées en général.

La diète n'est pas d'une aussi grande importance
dans ces affections que dans celles de l'estomac, des
intestins et du poumon, si ce n'est dans l'hépatite
aiguë. Il faut même, dans les lésions chroniques ou
latentes du viscère qui nous occupe, s'attacher à
choisir avec soin le genre des alimens, plutôt qu'à
en diminuer la quantité. Les fruits rouges, les légumes
verts non farineux, les viandes blanches, les poissons
frais légers, les vins blancs de Chablis, et ceux qui
sont à peu près de cette nature, doivent être préférés à
tous les autres alimens, dans les cas où l'action sécrétoire du foie paraît augmentée. Si au contraire elle
est ralentie, et s'il n'y a pas de spasme de l'organe
ou de ses canaux déférens, le régime doit être tout-
à-fait substantiel, et il faut donner la préférence
aux viandes chargées d'osmazôme, telles que les foies
de veau, de volaille, etc.

Des vêtemens légers ne conviennent point aux
personnes chez lesquelles le foie est malade; elles
doivent porter de la laine sur la peau pour en favoriser
les fonctions et se préserver d'une suppression subite

de la transpiration. Les frictions sur toute l'habitude du corps sont très-efficaces, principalement quand on les pratique sur la région de l'organe malade.

Un exercice modéré à pied est de la plus grande importance dans les affections chroniques du foie ; une vie sédentaire, l'habitude d'aller en voiture, étant les causes les plus fréquentes du dérangement des fonctions de ce viscère. Lorsque ces dérangemens donnent lieu à l'altération des facultés intellectuelles, à la tristesse, à la morosité, les voyages, une société choisie, agréable, les soins de l'amitié, de parens tendres et affectueux, sont des moyens qu'il ne faut pas négliger. Les attentions prévenantes, les marques d'intérêt, prodiguées aux hypocondriaques par les personnes pour lesquelles ils ont le moins d'éloignement, produisent souvent dans leur état une amélioration notable. Aussi les voit-on quelquefois abandonner leur famille, dont ils croient avoir à se plaindre, et s'en créer une nouvelle en s'entourant de gens qui leur témoignent de l'attachement.

Il est nécessaire que toute personne qui éprouve habituellement un sentiment de gêne, et surtout de douleur dans la région du foie, saisisse l'occasion d'aller à la garde-robe chaque fois que le besoin s'en fait sentir ; elle ne doit pas craindre de prendre des lavemens si ce besoin est rare ; rien n'est plus contraire au maintien de la sécrétion bilieuse que le séjour prolongé des excrémens dans les intestins.

Après ces divers moyens viennent les agens chirurgicaux et pharmaceutiques propres à amener la résolution de l'état pathologique du foie, à exciter les fonctions de ce viscère quand elles languissent, à modérer le travail inflammatoire quand il est trop actif.

Lorsqu'il y a de la douleur, ou même seulement de la gêne dans la région hépatique, il est rare que l'application des sangsues à l'anus ne soit pas indiquée. Ce moyen est vraiment héroïque, et l'on en voit surtout les heureux effets dans l'hépatite aiguë. Appliquées sur le point douloureux, elles conviennent lorsque l'inflammation gît à la partie sous-cutanée du foie ; mais dans tout autre cas que celui-ci, il faut les mettre à l'anus au nombre de dix, quinze et même vingt, selon les forces et la constitution du sujet. Il est inutile d'invoquer ici l'autorité de la théorie, puisque l'expérience démontre irrésistiblement l'utilité de ce moyen, presque toujours préférable à la saignée, dans les hépatites, à moins que la constitution ne soit très-pléthorique; encore dans cette dernière circonstance, faut-il recourir aux sangsues après que l'on a ouvert la veine.

Sans vouloir nous jeter dans des explications qui toutes sont susceptibles d'être combattues, nous ne pouvons nous empêcher de dire que l'application des sangsues à l'anus nous paraît rendre plus facile la circulation dans le foie, en désemplissant la veine-porte et tout le système veineux abdominal; que ce moyen n'est pas moins puissant dans la plupart des inflammations du foie que la saignée du bras dans celles du poumon; et que ces deux moyens présentent beaucoup d'analogie dans leur action, puisque tous deux ils diminuent la masse du sang qui se porte à ces viscères.

Des fomentations émollientes, des cataplasmes de graine de lin, de mauves, des boissons légèrement acidulées ou nitrées, des lavemens simples, doivent concourir avec les sangsues à faire tomber l'irritation. Le moyen le plus puissant, celui qui après les sangsues contribue davantage à calmer le travail inflammatoire, est le bain, qui procure quelquefois une résolution inespérée ; presque toujours les malades en éprouvent un bien-être inexprimable. Il ne faut pas craindre de les y laisser séjourner long-tems ; ils peuvent en général y rester une heure sans inconvénient, et plus ils y restent, plus ils en éprouvent les heureux effets. Dans la presque totalité des maladies du foie, les sangsues et les bains doivent être mis en usage.

Quand on est parvenu à diminuer l'intensité des symptômes d'irritation, et lorsqu'il n'y a plus qu'un sentiment de pesanteur dans la région hépatique, c'est le moment d'appliquer sur les fausses côtes droites un sinapisme d'abord, et s'il ne suffit pas, un vésicatoire volant, que l'on remplace successivement par plusieurs autres s'il en est besoin.

Si l'on soupçonne une inflammation chronique latente, une suppuration profonde, il ne faut pas craindre d'avoir recours au séton et même au moxa appliqués sur l'hypocondre, lorsque toutefois la partie superficielle du foie n'est pas elle-même douloureuse et disposée à s'enflammer.

Parmi les moyens que l'on prodigue ordinairement dans les affections bilieuses, parce qu'on oublie trop souvent qu'elles ne sont dans la plupart des cas que des suites de l'état morbide du foie, on doit placer les vomitifs. Les solidistes, qui ne veulent point que les altérations des humeurs soient comptées au nombre des causes morbifiques, nient que la bile soit en possession d'enflammer la plèvre, le poumon, et d'allumer certaines fièvres, mais ils prononcent encore les mots pleurésie, péripneumonie et fièvres bilieuses; ils combattent l'hypothèse tout en conservant le mot qui la représente, et méconnaissent l'influence du viscère sécréteur de la bile. Si la théorie a changé, du moins les faits subsistent.

Plusieurs médecins ne voient dans les maladies bilieuses que des complications gastriques, sans dire ce qu'ils entendent par là, tandis que d'autres les attribuent encore à la présence de la bile ou des saburres dans l'estomac qui, selon quelques-uns, est seulement irrité; dans toutes ces théories le foie est oublié. Aussi les premiers donnent des vomitifs pour provoquer une secousse à l'estomac, les autres ajoutent aux moyens adoucissans que réclame l'état du poumon, de la plèvre et de l'estomac, l'application des sangsues et des fomentations sur la région épigastrique. Ceux-là proscrivent la saignée et toute émission sanguine avant que les premières voies soient débarrassées; ceux-ci, au contraire, dirigent d'abord des saignées locales contre l'état de l'estomac, et dans le cas où une inflammation redoutable menace le poumon ou la plèvre, ils n'hésitent point à recourir de suite à la saignée générale. Quel est le résultat de ces méthodes qui semblent si opposées ?

Dans un petit nombre de cas, à la suite des vomitifs, les symptômes pleurétiques, péripneumoniques, et ceux de la fièvre bilieuse, cessent ; plus souvent la langue se nettoie, la couleur jaune de la peau disparaît en partie, les crachats deviennent moins jaunes, moins collans ; mais les secousses du vomissement, en provoquant des mouvemens convulsifs du diaphragme et des parois du thorax, ont accéléré la circulation, l'afflux du sang dans le poumon, ont irrité, fatigué la plèvre, et les symptômes qui dénotent l'inflammation de ces parties se prononcent davantage ; alors on croit avoir fait disparaître une complication, tandis que souvent on n'a fait qu'aggraver la maladie.

La pratique routinière, qui consiste à donner l'émétique aussitôt que la langue est jaunâtre et la bouche amère, a de funestes inconvéniens que l'on a judicieusement signalés ; si l'émétique ne convient pas dans tous les cas de ce genre, ce n'est pas seulement à cause de l'irritation de l'estomac, mais encore parce qu'il augmente le spasme de l'organe sécréteur de la bile. Nous avons vu un grand nombre de fois des vomitifs, donnés dans des hépatites méconnues, aggraver les symptômes et causer la mort ; c'est ce qui arrive, surtout lorsque le malade exprime mal ses souffrances, ou n'éprouve que peu de douleur dans la région hépatique. Le médecin inexpérimenté s'arrête aux symptômes que lui fournit l'examen de la langue, de la bouche et de l'état de l'appétit ; il prescrit un vomitif, et l'on voit survenir très-souvent, non pas seulement une gastrite, mais aussi une hépatite, qui peut encore être méconnue, si le médecin ne dirige point son attention vers le foie, au lieu de la tourner exclusivement vers l'estomac.

Par l'influence du vomitif sur ce viscère, le foie s'irrite souvent avec violence ; il ne verse plus de bile, parce que ses conduits sont dans un état de spasme convulsif, ou parce que son action sécrétoire est suspendue ; son parenchyme étant en proie à une inflammation intense qui marche de concert avec la pleurésie et la péripneumonie, aggrave la fièvre bilieuse, confond tellement ses symptômes avec ceux de ces maladies, que le praticien le plus attentif n'en est quelquefois averti qu'après la mort. Combien n'importe-t-il pas cependant de ne point errer en pareil cas ? Il en est d'autres qui ne sont pas moins insidieux, c'est lorsqu'une inflammation essentielle du foie simule une inflammation de la plèvre, du poumon, de l'estomac ; on dirige encore les moyens curatifs vers l'un de ces organes souvent tout-à-fait intacts, et la maladie n'en continue pas moins sa marche.

Les anciens, véritablement observateurs, ne prescrivaient jamais un vomitif qu'après avoir donné à l'intérieur des moyens propres, disaient-ils, à délayer, atténuer la bile et à diminuer ses qualités irritantes. La

théorie pouvait être hasardée , mais la pratique était
fondée sur une saine observation. Il convient de re-
venir à cette méthode salutaire , qui a pour elle la
sanction des siècles. Si l'on ne donne le vomitif qu'a-
près avoir appliqué des sangsues à l'anus ou à l'hypocondre , et des fomentations sur la partie malade,
ou du moins après avoir donné des boissons dé-
layantes et acidules, il produira rarement de mauvais
effets , excepté lorsqu'il existe un ictère général , car
alors tout vomitif est constamment nuisible, malgré
toutes les précautions que l'on peut prendre.

Les purgatifs sont plus souvent indiqués , mais ils
ne conviennent que dans les maladies chroniques,
et à la fin des maladies aiguës du foie; dans ces
dernières il faut préférer la rhubarbe , et dans les
premières, l'aloès, le savon, le fiel de bœuf , et
autres substances dites fondantes , ainsi que les eaux
minérales, telles que celles de Vichy, de Spa , etc. ,
qu'il serait ridicule et peu conforme à l'observation
de bannir du traitement des maladies du foie.

On a voulu faire du calomélas une panacée à laquelle rien ne peut résister , et c'est surtout dans les
maladies du foie qu'on a conseillé d'en faire usage. Ce
moyen ne doit pas être rejeté sans examen , ni près-
crit indifféremment dans toutes les affections de ce
viscère. Il convient lorsque des matières très-dures,
très-compactes, sont accumulées dans les intestins,
lorsque le foie est engorgé et comme obstrué par
une bile abondante dont il faut favoriser l'écoulement. Ces diverses circonstances se présentent éga-

lement dans les lésions aiguës et dans les lésions chroniques de cet organe. C'est ainsi que l'on peut expliquer les succès que les Anglais obtiennent à l'aide du mercure doux, quoique d'ailleurs rien ne puisse justifier l'usage tout-à-fait abusif qu'ils en font dans toute espèce de maladie sans distinction. Ils ne sont pas moins prodigues des frictions mercurielles sur la région de l'hypocondre droit, surtout dans le traitement du squirre du foie. Jusqu'à ce qu'une masse de faits suffisante nous ait mis à même de confirmer ou de rejeter les propriétés merveilleuses qu'ils accordent à ce moyen, nous nous abstiendrons de porter un jugement sur les avantages qu'on peut en retirer.

Les toniques amers et les purgatifs ne doivent jamais être administrés seuls dans les maladies invétérées du foie. On doit, si l'on veut qu'ils procurent l'écoulement de la bile, qu'ils sollicitent doucement la sécrétion de cette humeur, nécessaire à l'intégrité de la digestion, sans accroître le désordre qui existe dans l'organe sécréteur ; on doit, disons-nous, y joindre les autres moyens que nous avons indiqués.

C'est ainsi que, par une sage combinaison d'agens thérapeutiques, on peut imiter et provoquer les mouvemens par lesquels la nature opère la résolution des maladies de l'appareil biliaire. Cette combinaison méthodique constitue une sorte de cycle, analogue à ceux des médecins de l'antiquité, qui mettaient plus de persévérance que nous n'en apportons dans le traitement des maladies chroniques.

Pour faire l'application de ces préceptes généraux, qui sont le résultat d'une expérience de plus de vingt ans, dans des pays où les maladies du foie sont très-communes, à raison du climat, et par suite du genre de vie des habitans, il faudrait dépasser les bornes d'un simple mémoire. Nous croyons d'ailleurs en avoir dit assez pour nos jeunes confrères, à qui nous adressons spécialement ces conseils; ils acquerront par la pratique la sagacité nécessaire pour l'administration rationnelle de ces divers moyens.

Sans doute, même avec toutes les précautions que nous venons d'indiquer, on ne réussit pas toujours à préserver les malades d'une terminaison funeste; mais on triomphe assez souvent, pour se féliciter d'avoir embrassé une profession qui permet de rendre de si grands services à l'humanité.

A l'appui de plusieurs des règles de conduite que nous venons de tracer, nous allons joindre quelques observations recueillies dans le cours de notre pratique, depuis peu de mois, comme des exemples du grand nombre de celles que nous pourrions rapporter, mais qui ne sauraient trouver place ici.

Ire. *Observation.* — Le sieur Vasseur, âgé de vingt-deux ans, d'une stature moyenne, ayant les cheveux noirs, la peau brune, les muscles très-prononcés et le visage coloré, éprouva, le 29 mars 1820, un sentiment de malaise, suivi d'un léger frisson avec gêne au côté droit de la poitrine, toux, pandiculations fréquentes et inappétence. Le troisième jour, des *vomissemens bilieux* survinrent, accompagnés d'une douleur vive dans le côté droit du thorax, s'étendant jusqu'à l'hypocondre. Le quatrième jour, ce malade nous ayant été amené à l'hôpital de la Garde, nous observâmes chez lui une toux opiniâtre, des crachats teints de sang ; *une douleur vive se faisait sentir à l'épaule droite ;* le pouls était fréquent, plein, dur ; la langue d'un rouge pâle à sa pointe et à ses bords et d'un blanc *jaunâtre* dans le reste de son étendue ; le malade éprouvait beaucoup de soif ; la face était colorée, les yeux brillans, secs, la *conjonctive jaunâtre.* Depuis deux jours il n'y avait point de selles ; nous prescrivîmes une saignée de douze onces qui fut pratiquée sur-le-champ, et un lavement qui procura des déjections copieuses ; le malade but de la tisane pectorale, et se trouva sensiblement mieux le soir. Le lendemain, la douleur à la poitrine étant très-vive, la toux fréquente et le pouls aussi accéléré qu'avant la saignée, nous fîmes appliquer huit sangsues sur le côté ; la douleur céda. Le sixième jour elle avait entièrement cessé, mais la toux *persistait* dans toute sa force, la soif était grande, le pouls toujours fréquent, la peau sèche, *jaunâtre.* Nous ordonnâmes de poser douze sangsues à l'anus, les piqûres fournirent du sang abondamment. Le septième jour au soir, la peau devint chaude et halitueuse, la toux cessa, le malade n'eut plus de fièvre, il entra en convalescence et se rétablit promptement.

La saignée avait agit très-efficacement contre la douleur de poitrine, mais non contre la toux, qui finit par n'être que symptomatique de l'état du foie, et qui céda elle-même aux sangsues appliquées à l'anus.

Les toux hépatiques cessent avec la plus grande facilité par l'emploi de ce moyen bien dirigé, ainsi qu'on va le voir encore dans le fait suivant.

II*. *Observation.* — Le sieur Simon, âgé d'environ trente ans, ayant la peau jaunâtre et la fibre rigide, vint l'été dernier nous consulter pour être débarrassé d'une toux opiniâtre, *très-sèche*, qui le tourmentait depuis plus d'un mois ; il n'y avait aucun signe de catarrhe pulmonaire, rien qui annonçât une phlegmasie de la poitrine ; point de chaleur ni de douleur au thorax, si ce n'est après des quintes violentes de toux, et par suite du mouvement convulsif imprimé à la poitrine dans ces momens. Il y avait constipation ; *en pressant un peu fortement sur la région hépatique on causait un peu de douleur.* Ne pouvant méconnaître une hépatite légère à ces signes non équivoques-quoique peu prononcés, nous prescrivîmes l'application de douze sangsues à l'anus. La toux diminua, et une seconde application la fit entièrement disparaître. Cette toux avait jusque-là résisté au régime et à l'usage soutenu des boissons adoucissantes et des béchiques de toute espèce.

III*. *Observation.* — Le sieur Charette, âgé de vingt-quatre ans, d'une forte stature, musculeux, cheveux châtains, la peau brune et dense, éprouvait du malaise depuis quelques jours, lorsque le 3 avril dernier il lui survint un frisson violent, auquel succéda

une douleur intense à la partie droite de la poitrine ;
le pouls était fort et plein, la toux fréquente, mais sans
expectoration, la langue *jaune* à sa partie moyenne ;
une teinte ictérique était répandue sur toute la sur-
face du corps, *l'hypocondre droit était sensible à la
pression ;* tel était l'état de ce malade, lorsqu'il fut ap-
porté à l'hôpital de la Garde. Nous ordonnâmes aussitôt une saignée, des boissons adoucissantes qui diminuèrent la douleur de poitrine ; mais le pouls resta
fréquent et l'hypocondre douloureux. Le lendemain,
voulant faire cesser la douleur qui persévérait dans la
région hépatique, nous fîmes appliquer à l'anus douze
sangsues, qui procurèrent un calme parfait ; le
malade prit quelques légers alimens, et fut mis à l'u-
sage de la tisane de carotte et de taraxacum nitrée. La
toux et la douleur de l'hypocondre cessèrent entièrement, et peu de jours après le malade fut parfaitement rétabli.

IV°. *Observation.* — Le sieur Moreau, âgé de
trente-six ans, d'un tempérament pléthorique, fait une
longue route à pied, tombe en syncope, reprend ses
sens, marche de nouveau, et enfin se couche. Quelques tems après il éprouve un violent frisson, puis
une douleur très-vive au genou gauche, suivie d'une
sueur copieuse. Après avoir dormi tranquillement
toute la nuit, il ressent en s'éveillant une lassitude
générale. Pendant quatre jours il lui reste du malaise
et de l'inappétence. Le 4 avril, un nouveau frisson
se manifeste, dure trois heures et est suivi de chaleur
sans transpiration. La respiration est difficile, les mem-

bres et le côté droit de la poitrine douloureux, *ainsi que l'épaule droite.* Le 6, la peau est colorée en jaune, la langue *est couverte d'un enduit de la même couleur ;* le malade ressent une douleur insupportable à la tête.

La nature des symptômes annonçait évidemment une inflammation du foie ; la tête n'était affectée qu'en raison de ses rapports intimes avec ce viscère, mais l'expérience nous a prouvé mille fois combien dans toutes les maladies aiguës il est avantageux de prévenir ou de combattre dès le début tout afflux, même sympathique, vers une partie aussi importante que le cerveau ; ce moyen est le plus propre à prévenir le délire ou à en arrêter le cours. C'est pourquoi nous n'hésitâmes pas à prescrire l'application de six sangsues aux tempes. La céphalalgie diminua ; l'eau gommeuse édulcorée chaude et un lavement émollient occasionnèrent une détente salutaire ; dans la nuit la sueur reparut. Le 8, une vive douleur se fit sentir dans l'hypocondre droit : nous ordonnâmes un lavement émollient et douze sangsues à l'anus ; cette douleur cessa pour reparaître le lendemain ; elle s'étendait alors vers la région lombaire ; le jour d'après, il y eut de la toux pendant la nuit ; la douleur de l'hypocondre augmenta, mais un vésicatoire placé sur la région malade fit disparaître tous ces symptômes, et Moreau se rétablit promptement.

Vᵉ. *Observation.* — M. de Lespinasse, capitaine dans la Garde royale, doué d'un tempérament bilieux sanguin, est pris tout à coup, le 25 janvier dernier, à dix heures du matin, d'une céphalalgie violente, avec sentiment de brisement dans tous les membres, frissons légers, plaintes continuelles, agitation extrême, pandiculations, très-grande gêne dans les mouvemens du tronc et des extrémités inférieures. La prostration était extrême, le pouls petit et déprimé; le malade éprouvait une douleur aiguë à la partie latérale droite et inférieure de la poitrine; la langue était couverte d'un enduit muqueux très-prononcé, mais il n'y avait point de toux ni aucune douleur au dessous du diaphragme. Le chirurgien du malade lui prescrivit l'infusion pectorale édulcorée avec le sirop de guimauve. Dans l'après-midi le frisson avait cessé, mais la face était animée et conservait l'empreinte d'une vive souffrance, le pouls était plus développé et fréquent, mais non dur; le malade répandait une odeur infecte; dix sangsues furent appliquées sur le trajet des veines jugulaires. Le deuxième jour, des vomissemens bilieux viennent se joindre à ces symptômes; l'enduit qui couvre la langue est plus épais, la nuit est très-agitée, la céphalalgie a diminué, mais il y a une sorte de somnolence avec rêvasseries; le pouls est embarrassé, le malade ne se plaint d'aucune douleur. Le chirurgien prescrit vingt-cinq grains d'ipécacuanha et une eau de veau légère. Le malade vomit une grande quantité de *bile*; le soir il y a une selle *très-fétide*, la soif augmente, mais il n'y a plus de vomissemens; un flux diarrhéique *bilieux* très-abondant et infect, se manifeste dans la nuit, le malade est transporté à l'hôpital de la Garde royale, dans la salle des officiers.

Le 27 au matin, lors de notre visite, il éprouvait une vive douleur à l'épigastre et à *l'hypocondre droit*; la toux était fréquente, mais sans expectoration, la respiration difficile, le pouls grand, dur et fréquent; la langue jaune, dans toute son étendue, était rouge vers ses bords; la face était *jaune* et grippée; *une teinte ictérique était répandue sur toute la peau, ainsi qu'à la conjonctive*. Une anxiété, un abattement considérable, une céphalalgie violente se joignaient à tous ces symptômes. Des adoucissans généraux furent prescrits, et procurèrent un soulagement très-peu marqué. Le 28, nous lui fîmes appliquer douze sangsues sur l'hypocondre droit; la douleur dans cette région était insupportable. Le lendemain elle avait diminué, mais la peau était d'un jaune plus prononcé que la veille. Nous fîmes de nouveau mettre douze sangsues à l'anus. Le 30 janvier, les crachats commencèrent à paraître, ils étaient épais, *jaunes pailleux*; les urines étaient grasses, huileuses et orangées; la douleur de l'hypocondre se faisait sentir avec force; nous réitérâmes l'application de douze sangsues sur cette région. Le soir la douleur céda, la diarrhée disparut. Tous les symptômes s'éteignirent graduellement, la coloration de la peau en jaune persista seule, mais elle finit par céder. Le malade prit la décoction de carotte et de taraxacum nitrée, puis l'eau de Vichy, et se rétablit, en peu de jours, assez complètement pour pouvoir aller en province consolider sa convalescence au sein de sa famille.

VIe. *Observation.* — Le sieur Ronder, âgé de trente-quatre ans, d'une petite stature, d'une constitution sèche et bilieuse, éprouva, le 16 mars dernier, un frisson violent et prolongé, avec gêne dans le côté droit. Le 18, il nous fut amené dans l'état suivant : une douleur se faisait sentir dans la poitrine, accompagnée d'une toux très-forte qui se renouvelait par quinte ; le pouls était plein, dur ; le malade éprouvait une douleur accablante au dessus des yeux et des coliques intenses ; il avait de la *diarrhée* ; la langue était *jaune dans sa presque totalité.* Nous prescrivîmes une saignée de douze onces, l'eau gommeuse en abondance et un lavement émollient ; *la pression déterminait une douleur assez vive* à l'hypocondre droit ; la toux était vive et sèche. Le lendemain, la respiration était déjà plus facile, mais la douleur de poitrine et celle de l'abdomen étaient les mêmes, quoique la diarrhée fût moins forte. Nous fîmes appliquer huit sangsues sur la région hépatique, ce qui suffit pour faire disparaître ces deux douleurs. Le lendemain, huit autres sangsues furent appliquées sur l'abdomen. Le troisième jour, le malade était sensiblement mieux, mais le soir il survint de la gêne dans la respiration, la toux persistait ; nous fîmes placer un vésicatoire sur la région hépatique, nous ordonnâmes un lock kermétisé et la continuation des boissons adoucissantes. En six jours la toux céda peu à peu, la langue se nétoya en partie, et devint bientôt complétement nette par l'administration d'une dose appropriée d'huile de ricin qui termina le traitement.

Beaucoup de personnes de l'art négligent d'employer les émissions sanguines dans la jaunisse, les gens du monde les redoutent plus encore peut-être dans ce cas que dans tout autre ; l'observation suivante montrera quel avantage on peut en tirer.

VIIe. *Observation.* — Dans le mois de février dernier, nous fûmes appelés à onze heures du soir pour nous rendre rue Bellefond, près de M. Boissière, qui se trouvait dans l'état suivant : sa peau était âcre et très-sèche au toucher, son pouls était dur et accéléré ; il ressentait de violentes douleurs dans l'abdomen ; il toussait et avait des envies de vomir ; enfin il était dans un état d'agitation et d'anxiété tel, qu'on avait cru devoir lui donner une potion calmante composée d'eau de fleurs d'orange, d'éther et de laudanum, puis pour boisson une infusion de tilleul. La grande distance de la rue où se trouvait le malade, et l'état de fatigue dans lequel nous étions, nous fit remettre notre visite au lendemain ; nous conseillâmes de suspendre la potion calmante, de donner seulement l'infusion de tilleul animée avec un peu de jus d'orange et édulcorée avec du sucre, et de faire prendre un lavement émollient.

Le lendemain de bonne heure, arrivé près du malade, nous reconnûmes les symptômes dont on vient de lire l'énumération, et qui nous avaient été fidèlement retracés la veille ; nous reconnûmes en outre que le pouls, au lieu d'être très-vîte, paraissait serré, dur et concentré ; l'abdomen était devenu le siége d'une sensibilité exquise qui rendait le moindre attouchement insupportable, surtout à la région hépatique ; la peau était d'un *jaune verdâtre foncé*, la conjonctive *offrait la même couleur* ainsi que *les ongles*, le malade ressentait une céphalalgie intense, sa langue était couverte d'un *limon épais, jaune brun*, excepté à la pointe qui était rouge ainsi que le pourtour. L'affection du foie n'offrait pas le plus léger doute, il ne fallait pas s'imaginer avoir à combattre un ictère dû à un léger trouble dans ce viscère ; le péril était imminent, nous fîmes sur-le-champ appliquer seize sangsues à l'anus, donner des lavemens émolliens, placer des fomentations émollientes sur l'abdomen et principalement sur la région hépatique, et nous prescrivîmes une boisson nitrée.

Dès le soir, immédiatement après que le sang eut cessé de couler, les douleurs diminuèrent, la tête fut débarrassée. Nous fîmes continuer l'usage des mêmes moyens. En peu de jours la couleur de la peau devint plus naturelle, les accidens diminuèrent rapidement, et le huitième jour après l'invasion de cette maladie, M. Boissière repartit convalescent pour la campagne.

Ce cas est un de ceux où j'ai vu le traitement antiphlogistique bien combiné réussir avec le plus de rapidité et le plus complètement, malgré les préjugés qui s'opposent à ce qu'on l'emploie en pareille circonstance.

VIII°. *Observation.* — M^r. l'Évêque de B***, âgé d'environ soixante-dix ans, d'une taille très-élevée, ayant peu d'embonpoint, sujet à des vertiges fréquens, nous fit appeler, le 14 février, pour réclamer nos soins. Ses yeux étaient rouges, animés ; sa face vultueuse, sa respiration haute, accélérée ; il ressentait une douleur légère à la partie latérale inférieure droite de la poitrine ; la toux était fréquente et très-pénible ; les crachats étaient rares, sanguinolens, visqueux et collans ; le pouls serré et accéléré. Nous lui fîmes appliquer seize sangsues à l'anus et nous prescrivîmes des boissons pectorales, un lavement, ma in et soir, et la diète la plus sévère. Ces moyens produisirent une amélioration sensible, la douleur cessa en grande partie ; la face reprit sa couleur habituelle ; les crachats n'offraient plus de sang, mais ils restaient jaunes et collans. Le 16, un vésicatoire volant fut posé sur le point douloureux, afin d'enlever le reste de l'irritation, en la transportant à l'extérieur. Le 17, le mieux s'accrut et le malade se croyait entièrement hors de danger ; nous ne partagions pas cette opinion, les crachats étaient toujours bilieux, il y avait constipation, les urines étaient devenues safranées, d'orangées qu'elles étaient au début. Le 19, une légère douleur se fit sentir à l'hypocondre droit ; une conversation animée sur les événemens politiques, exalta l'imagination du malade et la fièvre se déclara. Nous fîmes appliquer le soir huit sangsues à la région hépatique. Dans la nuit il y eut un délire loquace, le malade voulait se lever, sortir de la maison, retourner, disait-il, dans la sienne, ne voulant pas rester plus long-tems dans un appartement d'amis, et les incommoder par un plus long séjour chez eux. Le lendemain nous convînmes avec le docteur Portal, que nous appelâmes en consultation, de faire appliquer un emplâtre vésicatoire aux jambes. Le malade toujours poursuivi par le désir de sortir de l'hôtel où il était, se laissa néanmoins persuader de la nécessité de ce topique. Le 22, le pansement fut fait deux fois sans difficultés; l'emplâtre n'avait produit qu'un effet médiocre.

Le 23 au matin, nous apprîmes que le malade avait voulu se lever pendant la nuit, s'habiller et sortir; la garde et son domestique, lui inspiraient de la défiance. Docile jusque-là aux avis des médecins, il refusa formellement de se laisser panser, à moins qu'on ne le transportât dans sa chambre à coucher, au faubourg Saint-Germain; il montra tant d'opiniâtreté, qu'il ne restait plus que la force à employer. Une idée fixe le poursuivait sans cesse, il se croyait dans une maison étrangère; cette idée absorbait toutes les autres, quoiqu'il reconnût parfaitement toutes les personnes qui l'environnaient et qu'il leur parlât comme à l'ordinaire, au moins sans transport. Partant de ce fait, nous imaginâmes de simuler un changement de domicile en paraissant abonder dans son idée; le docteur Portal donna son assentiment à ce moyen, voyant comme nous toutes les suites que pourraient entraîner les moyens de force sur un caractère très-prononcé. On habille le malade, on le soutient sous les bras, avec beaucoup de peine ; on lui fait traverser plusieurs appartemens, et quitter sa propre chambre qu'il méconnaissait ; on le conduit dans une chambre éloignée qu'il crut reconnaître pour la sienne en y arrivant. Sa faiblesse était extrême, on le coucha, puis il se mit à raconter comment il était venu en voiture dans son hôtel, indiquant par ces mots le trajet qu'il avait fait à pied d'une chambre à l'autre. On convint de lui faire prendre un bain à une température appropriée à l'état de la peau ; les effets de ce bain furent observés avec soin par un jeune médecin fort éclairé ; le malade s'y mit avec docilité, y resta avec plaisir et la fièvre s'apaisa, quoique le pouls demeurât un peu dur et accéléré. Une potion pectorale, rendue légèrement excitante par l'addition de deux grains de kermès, lui fut donnée pour faciliter la sortie des crachats qui conservaient toujours le même caractère, et qui, avant d'être expulsés, provoquaient une toux très-incommode.

Le 24 au matin, le malade était mieux, le pouls moins dur, la peau moins chaude, la toux moins fatigante, l'expectoration plus facile, la respiration plus libre, les urines moins safranées. Un second bain fut administré ; le malade y éprouva du bien-être ; cependant, à peine fut-il remis dans le lit, que sa face devint rouge ; la respiration s'embarrassa, la loquacité revint, le pouls acquit une grande force, beaucoup de fréquence et de dureté. Dix sangsues furent appliquées aux jambes, et quand le sang eut coulé pendant plusieurs heures, quoique peu abondamment, on appliqua de suite des sinapismes aux pieds, et on les y laissa pendant plus de trois heures. L'écoulement du sang fit promptement tomber les symptômes fébriles; le cerveau se dégagea; le malade, entièrement privé de sommeil depuis l'invasion de sa maladie, dormit pendant plus de trois heures, après avoir pris un lavement.

Le 25, l'amélioration était non équivoque; les propos incohérens étaient plus rares, les crachats moins jaunes, moins collans, l'urine moins safranée; nulle douleur ne se faisait sentir. Nous prescrivîmes le petit-lait pour boisson, afin d'exciter quelques garderobes que l'on n'avait encore pu obtenir que très-incomplément par l'usage journalier des lavemens. Dans les trois jours suivans, l'amélioration fit des progrès rapides; la peau, qui jusque-là avait été d'un jaune foncé, reprit sa couleur naturelle, ainsi que les crachats et les urines; on continua les bains sans interruption jusqu'au vingt-neuvième jour, auquel la raison du malade était entièrement revenue et où il entra en convalescence. Cependant il n'avait point encore eu de selles naturelles; on ne les obtint qu'avec beaucoup de peine; elles se sont enfin établies par l'usage de quelques purgatifs appropriés à l'état des viscères du sujet.

Ces observations, quoique peu nombreuses, sont plus que suffisantes pour appuyer quelques-unes de nos propositions. Notre but, en composant ce Mémoire, a été d'insister sur la fréquence des altérations du foie; d'indiquer le rôle qu'il joue dans un grand nombre de maladies, et de tracer les signes auxquels on peut reconnaître qu'il est affecté. Nous avons aussi voulu appeler l'attention sur les moyens les plus propres à remplir les indications curatives générales que fournit l'état pathologique de ce viscère ; nous avons également cherché à démontrer les inconvéniens de l'usage banal des vomitifs, et les avantages trop peu appréciés de l'application des sangsues à l'anus et des bains dans le traitement des maladies du foie. Mais nous ne nous sommes point occupé de traiter en particulier de chacune des affections aiguës et des affections chroniques de ce viscère, parce que l'étendue d'un simple Mémoire n'aurait pas suffi pour cet important sujet, et surtout parce que cet écrit est destiné à mettre les jeunes médecins en garde contre ces maladies, plus fréquentes qu'on ne le pense généralement, plutôt qu'à leur en offrir le tableau complet. Au reste, nous préparons sur ce sujet un travail plus étendu que nous publierons par la suite.